DE LA MUSICOTHÉRAPIE

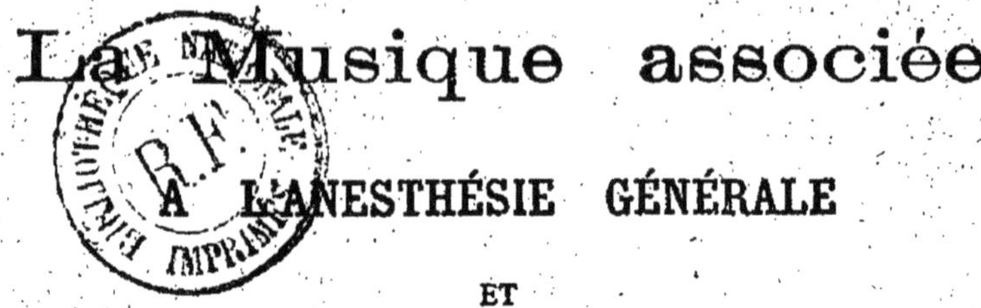

La Musique associée

A L'ANESTHÉSIE GÉNÉRALE

ET

APPLIQUÉE A L'ART DENTAIRE

Par le Docteur DESTOUCHES

Précédée d'une Notice

DE **D.-A. TAYAC**

Directeur de l'UNION DENTAIRE

PUBLICATION

DE L'

UNION DENTAIRE

2, CARREFOUR DE LA CROIX-ROUGE, 2

(Angle de la rue de Sèvres)

PRÈS LA RUE DE RENNES ET LE BON-MARCHÉ

Consultations de 8 h. 1/2 à 6 heures

— PARIS —

1902

L'ANTISEPSIE BUCCALE

L'art de guérir est aujourd'hui devenu essentiellement tributaire de la méthode antiseptique, et c'est à son efficacité que sont redevables les plus éclatants de ses succès dans le traitement d'un grand nombre de maladies organiques, dans les opérations chirurgicales et le pansement des plaies récentes ou anciennes.

En effet, depuis les mémorables découvertes de LISTER et de PASTEUR qui ont universalisé cette méthode, il n'est plus d'affections que l'art médical et ses diverses branches ne se soient ingéniées à combattre ou à éviter par ces nouveaux moyens plus rationnels et plus spécifiques.

Si tous les organes en quoi que ce soit altérés doivent la santé à l'application judicieuse de la méthode antiseptique, à plus forte raison la bouche, qui est pour ainsi dire l'*atrium* du corps humain, doit-elle être la moins oubliée pour obtenir les mêmes résultats de sanité.

Chacun sait, en effet, qu'intimement liée par ses rapports anatomiques au Pharynx, au Larynx, et par ses fonctions aux bronches, à l'œsophage et à tout l'appareil digestif, elle ne peut subir la moindre modification dans son état normal sans que les organes voisins ou qui s'y rattachent en soient eux-mêmes atteints par propagation ou réflexes.

La bouche est munie de nombreuses glandes salivaires, les unes sublinguales et sous-maxillaires, les autres parotidiennes, qui ont pour rôle physiologique de la baigner entièrement. Or, suivant son acidité ou son alcalinité, la salive reste neutre ou devient pernicieuse à la cavité buccale et à l'intégrité des dents.

Notre régime alimentaire prédispose aussi les organes de la bouche et la dentition à de fréquentes maladies localisées, apparaissant souvent sans altération prodromique et que l'on ne peut combattre ou éviter qu'en faisant usage d'antiseptiques buccaux soit spécialement formulés, soit contenus dans un **dentifrice antiseptique judicieusement préparé.**

Il va sans dire qu'il est important que ce Dentifrice soit apte à plaire par son parfum au goût et à l'odorat, tout en assurant l'asepsie habituellement nécessaire.

A cet égard, nul autre ne saurait mieux convenir que le **Dentifrice MYRZOL**, pour tonifier les gencives, assurer l'entretien des dents et les préserver de la Carie.

Sa formule antiseptique inimitable en fait sans contredit le Dentifrice par excellence, le plus en rapport avec les soins journaliers dus à la bouche et à la dentition.

Mode d'emploi :

Une ou deux fois par jour, quelques gouttes d'**Elixir MYRZOL** suffisent pour aromatiser un demi-verre d'eau, et, pour la Pâte ou la Poudre, la quantité qui adhère à la brosse à dents préalablement mouillée.

Elixir MYRZOL : 1 fr. 50, 2 fr. et 3 fr. le Flacon.

Poudre MYRZOL, 1 fr. la boîte. — **Pâte MYRZOL, 1 fr. 50** la boîte

Dépôt Général à l'UNION DENTAIRE

2, Carrefour de la Croix-Rouge, PARIS

INTRODUCTION

L'intervention de la musique imposée aux patien pendant le cours de l'anesthésie au **Protoxyde d'Azot** qui a fait tout récemment l'objet d'une communicatio éloquente et autorisée de la part de M. le professeu Laborde, à **l'Académie de Médecine**, est venue donn un appui nouveau aux conclusions déjà émises antérieurement publiées à Londres par le Docteu Corning sur les intéressantes remarques expérimental qui s'y rattachent et fait valoir l'avantage que **Chirurgie générale** et l'**Art dentaire** peuvent retirer d cette application, que nous joignons facultativement la pratique journalière de notre méthode d'insensib lisation publiée et connue sous le nom de **NODOL.**

En plus des superbes résultats que nous e obtenons pour rendre **insensible** l'**extraction des dent** ainsi qu'en atteste un nombre considérable dé mentionné, notre procédé présente également ceci d particulier, c'est qu'en même temps qu'il favoris la pose des **dents artificielles,** il nous a permis d pratiquer des opérations habituellement reconnues tr douloureuses (telles que : excision immédiate de **pulpe**, suppression des **nerfs dentaires**, ponctio

1902

d'abcès, trépanation des dents dans des cas de pulpite aigüe ou d'autres modifications inflammatoires de la pulpe), et cela sans que nos patients aient éprouvé la moindre souffrance.

Le **NODOL** peut d'ailleurs être employé indistinctement pour les personnes de tout âge, les Enfants, les Femmes nerveuses ou enceintes, sans aucun inconvénient.

Nous donnons **à titre gracieux** tous les renseignements complémentaires que chacun pourrait désirer.

D. - Auguste TAYAC,

Chirurgien-Dentiste de la Faculté de Médecine de Paris
Directeur de l'**Union Dentaire.**

***P.-S.** — Sous forme Gazeuse, Vaporisante ou Injective, le NODOL reste toujours invariable dans son insensibilisation des opérations dentaires.*

NOTA

L'Union Dentaire **a la propriété exclusive du NODOL ; son application ne peut être faite, en France, dans aucun autre cabinet dentaire. Afin d'éviter les méprises toujours possibles parmi tant de noms rappelant plus ou moins le nôtre, on est informé que l'*Union Dentaire* n'a *aucune succursale* et est toujours située au siège de sa fondation, *Carrefour de la Croix-Rouge*, VIe arrondissement.**

LA MUSIQUE

APPLIQUÉE A L'ART DENTAIRE

A la suite des résultats significatifs que nous avons signalés dans la brochure spéciale à notre **NODOL**, nous pourrions citer bien d'autres faits aussi concluants, obtenus en présence de médecins qui nous ont félicité sur l'extension de ce système pour les services qu'il peut rendre aux personnes impressionnables et sensitives chez lesquelles l'idée d'une simple extraction provoque une crainte exagérée, tandis qu'en réalité toute opération dentaire par le **NODOL** n'est réellement plus à redouter, car elle est rapidement faite et toujours indolore.

Le rêve vague et spontané, tantôt gai, tantôt mélancolique qui s'empare du patient dès le milieu de l'insensibilisation, est désormais rendu uniformément agréable et parfois même joyeux par les sons de musique que nous ajoutons à notre procédé. Certes, on peut se demander *à priori* quelles relations peuvent bien exister entre l'association de sons musicaux avec le **NODOL**, **l'Insensibilateur** reconnu le plus **certain** et le plus **applicable à l'art dentaire.** Il serait, en effet, inadmissible de prétendre que le seul fait d'ouïr des bruits symphoniques puisse suffire à anéantir la sensibilité qui résulte de l'extraction des dents. Aussi tel n'est pas en cette circonstance le don de la Musique. Les influences suggestives qu'elle provoque ne sauraient assurément abolir une aussi vive douleur. Mais nous avons remarqué que le calme qu'elle exerce sur le système nerveux et son effet sur le sens de l'ouïe activent et favorisent agréablement l'instant d'insensibilisation.

L'intérêt de cette question si magistralement développée sur la participation des airs musicaux au sommeil anesthésique ont remis en lumière cette application comme adjuvant favorable pour apaiser les fréquentes excitations convulsives du début des anesthésies opératoires pendant les inhalations ordinaires de l'éther ou du chloroforme.

Notre attention sur les réflexes d'origine auditive se trouvant ainsi retenue, nous en avons soigneusement noté les effets qui coïncident avec les remarques de plusieurs auteurs et qui se rapportent à notre genre d'insensibilisation. C'est d'après ses **résultats satisfaisants** que nous avons décidé de joindre ce facile procédé à nos opérations insensibles en nous servant du PHONOGRAPHE EDISON, que nous employons d'après la méthode innovée et décrite par le Docteur CORNING.

S'il n'a pas la prétention d'une **invention sensationnelle**, ce procédé a du moins le mérite de pouvoir être utilisé pour adoucir les insensibilisations et modifier ainsi l'origine du rêve inhérent aux anesthésies.

Tous les journaux de médecine qui ont signalé la communication de M. le physiologiste LABORDE, insistent sur les effets de calme relatif à prévoir par l'annexion de la musique à tous les agents anesthésiques employés pour la chirurgie générale, dans les hôpitaux.

Quelle que soit la suite de ces prévisions, nous avons jugé à propos de mettre sous les yeux du lecteur les conclusions de quelques journaux médicaux que cette question a principalement intéressés.

Conclusions de la Presse

De la **Gazette des Hôpitaux** (nº du 19 Mai) :

« La musique n'adoucit pas seulement les mœurs ; elle atténue aussi les rêves plus ou moins pénibles provoqués par les agents anesthésiques et remplace les cauchemars les plus atroces par les sensations les plus agréables. Telle est la vérité qui ressort de la communication très intéressante que vient de faire M. Laborde sur l'intervention des sensations auditives, en particulier les sensations musicales, dans l'anesthésie opératoire. »

De la **Presse Médicale** (n° du 15 Mai) :

« Les sensations musicales provoquées par l'exécution d'un morceau de musique simultanément avec l'anesthésie exercent une action psychophysiologique favorable en substituant au rêve terrifiant, provoqué par l'inhalation du protoxyde d'azote, un rêve musical, harmonieux...... Dans ces conditions le malade ne conserve de l'anesthésie qu'un souvenir musical très agréable. »

De la **Revue Médicale** (n° du 22 Mai) :

« Au bout d'une minute à peine, en moyenne, le moment psychologique de l'anesthésie se produit. Dès que l'opération est terminée — et sa durée est, comme on sait, excessivement courte — le patient s'éveille accusant « toujours » des sensations agréables provoquées par la musique. Pas de rêve pénible, pas de cauchemar, à l'inverse de ce qui arrive si souvent dans la même anesthésie pratiquée sans l'audition musicale. »

De la **Cure Thermale** (n° 7) :

« L'anesthésie avec le protoxyde d'azote se produit au bout d'une minute et de la façon la plus simple, grâce au phonographe mis en rapport avec les oreilles. L'anesthésie qui apparaît rapidement s'achève sans aucun trouble. »

En somme, dans sa communication à l'Académie de Médecine, M. Laborde montre qu'on peut procurer dans une minute l'anesthésie avec le Protoxyde d'Azote, en la simplifiant et en la rendant plus agréable par des auditions phonographiques. Grâce à cette influence musicale, l'insensibilisation se produit sans trouble et avec rapidité.

Ce n'est pas d'aujourd'hui, ajoute l'auteur en concluant, que dans un but thérapeutique ou d'atténuation de douleur on ait eu l'idée de faire intervenir la musique chorale ou instrumentale. Il cite nos maîtres regrettés qui, des premiers, avaient observé les effets sédatifs des airs de musique sur les centres nerveux de leurs malades en traitement. **Le chapitre annexé à cette notice traite d'ailleurs spécialement de l'influence de la musique sur certains sujets et des modifications qu'elle exerce relativement aux rêves provoqués par les anesthésiques.**

Depuis que nous en faisons l'application habituelle, il nous a été facile de nous rendre compte de faits intéressants qui ressortent de cette nouvelle modification. Il résulte des nombreux cas que nous avons enregistrés que le **NODOL** ne perd absolument rien de ses qualités et qu'il reste aussi actif lorsqu'il est associé à la musique que quand il est employé seul.

La somnolence momentanée qui se manifeste au moyen du **NODOL** et adoucie par des airs de musique, ne peut être comparée qu'à un rêve charmant pendant lequel on est rapidement débarrassé de la douleur et de sa cause, tandis qu'au réveil immédiat, avec la fin des extractions, le patient, encore tout à sa surprise, nous demande, alors que l'opération est déjà terminée, « pourquoi on ne lui arrache pas plus tôt les dents ». Tels sont les faits nombreux relatifs à notre mode d'insensibilisation par le **NODOL** même en musique, dans l'ablation indolore des dents.

Voici, d'ailleurs, d'après les intéressantes recherches du Dr Destouches, les conclusions scientifiques sur les résultats modificateurs du système nerveux obtenus chez certains malades et qui, les premiers, mirent en évidence les propriétés de la thérapeutique musicale actuelle.

Notes sur la Musicothérapie

I. — Historique

Les propriétés incitatives et calmantes de la musique sont connues depuis toute antiquité : la harpe de David apaisait la mélancolie tantôt triste, tantôt violente de Saül et on ordonna, dit-on, la musique à Ulysse pour le guérir d'une plaie.

Les personnages les plus éclairés des temps anciens ont attribué beaucoup de puissance à la musique : Pythagore, Platon, Cicéron, Lucien, Plutarque, Pline, en faisaient un très grand cas et lui reconnaissaient la plus grande influence sur les mœurs. Polybe attribue la férocité des Cynéthiens à ce qu'ils étaient les seuls peuples de l'Arcadie qui ne connussent point la musique. Asclépiade regardait cet art comme le remède essentiel des phrénopathies et de toutes les maladies de l'esprit.

Les historiens du Moyen-Age fournissent aussi maints exemples des vertus curatives de la mélodie. On voit, par exemple, que le duc de Bavière, Albert, fils de Frédéric, vit se calmer les douleurs cruelles de la goutte par une musique douce et soutenue ; et C. Gessner cite l'observation d'un Italien souffrant de la sciatique depuis un an, qu'une musique dansante anima à la danse et finit par guérir rapidement.

Ces faits qui reposaient uniquement sur les données de l'empirisme, ont revêtu peu à peu une allure plus raisonnée et plus scientifique. Dans l'Encyclopédie de Diderot et d'Alembert, on trouve mentionnées d'heureuses applications de la musique au traitement d'affections mentales.

Mais ce sont les travaux modernes qui ont définitivement assigné à l'art musical le rôle bienfaisant dont il est capable en thérapeutique. Grâce aux recherches approfondies et aux expériences répétées de Moreau (de Tours), Ferrand, Huchard et Laborde en France ; de Corning, en Angleterre ; de Nocke, en Allemagne ; de La Torre, en Italie ; de Betchinsky, en Russie, etc..., etc..., la musique semble constituer aujourd'hui un auxiliaire curatif précieux, un adjuvant thérapeutique nettement déterminé, et sur son emploi méthodique vient se baser une nouvelle méthode : la musicothérapie.

II. — Influence de la musique sur le système nerveux

La propriété la plus nette que possède la musique est d'atténuer, puis d'abolir les sensations douloureuses. C'est un palliatif de la douleur : elle n'en détruit pas la cause, mais elle en ôte le sentiment et ramène dans tout l'être le calme et la sérénité. Par son pouvoir d'inhibition, la musique modère le jeu des nerfs, diminue l'irritabilité, combat l'hyperesthésie et ramène en nous l'équilibre de toutes les fonctions.

Chacun sait, d'ailleurs, que la musique est le seul art auquel non seulement les animaux, mais les déments et les aliénés, ces êtres dégénérés vers l'animalité, soient reconnus sensibles. Aussi en a-t-on essayé l'emploi chez eux, et c'est sous un maître aliéniste des plus éminents, Moreau (de Tours), que M. Laborde, le distingué physiologiste de la Faculté de médecine de Paris, a été amené à s'occuper de cette question. « Dans la conviction, dit cet auteur, que l'audition musicale était capable d'exercer une influence efficace et salutaire sur l'évolution de certaines affections mentales, en particulier sur celles qui déterminent de violents paroxysmes d'excitation cérébrale et qui procèdent, en nosologie mentale, de la manie aiguë, Moreau (de Tours) avait institué et organisé des séances régulières, hebdomadaires ou de quinzaine, de musique, soit avec chœurs, soit avec orchestre, auxquelles il faisait assister le plus grand nombre de malades de son service, ceux-là surtout qui, dans leur état d'excitation, lui paraissaient devoir tirer profit plus immédiat de ce qu'il appelait la « douche musicale ». Après avoir noté que la « douche » en question exerçait tout d'abord un effet d'étonnement et d'arrêt, effet souvent suivi d'une recrudescence d'excitation, M. Laborde fait remarquer que quelques malades, « les moins prédisposés, les moins agités, et d'une tendance plus ou moins marquée vers l'amélioration ou la curabilité, semblaient éprouver une réelle et heureuse influence de cette intervention harmonique, et c'est ce résultat, quelque mince qu'il fût, qui portait et encourageait Moreau à persister dans son entreprise thérapeutique. »

Tout récemment encore, M. le docteur Nocke, médecin en chef de l'asile d'Hubertsburg à Leipzig, proclamait l'utilité des représentations musicales en commun chez les aliénés.

De ces différents faits on est fondé à conclure que les impressions de la musique sur le système nerveux sont trop marquées pour qu'on puisse douter de leur influence salutaire sur la santé et sur la guérison de certaines maladies mentales. Mais ce n'est pas seulement chez cette catégorie de malades que peut se manifester l'action bienfaisante de la musique.

Par le pouvoir qu'elle a de développer des énergies nouvelles et de réveiller des énergies latentes, la musique peut utilement combattre l'hypoesthésie ou l'anesthésie des neurasthéniques et des hystériques. Elle est, au premier chef, un antispasmodique, soit simple, soit stimulant, soit modérateur. D'après Huchard elle convient admirablement aux abouliques et aux individus affaiblis. Enfin, en détournant l'action des autres sens, elle assoupit la volonté, exalte le jeu de l'imagination et redresse l'action nocive de toute irritation physique.

III. — Action prépondérante de la Musique sur le sommeil et sur les rêves

L'action sédative et calmante qu'exercent sur l'organisme humain les sensations musicales devait tout naturellement amener les expérimentateurs à en essayer l'emploi dans le traitement de l'insomnie, puis à appliquer les mêmes données dans les troubles du sommeil irrégulier et anesthésique.

Qu'elle soit essentielle ou symptomatique, l'insomnie représente l'une des affections les plus répandues et les plus rebelles aux procédés thérapeutiques ordinaires. Au nombre de ses causes provocatrices il faut admettre la persistance de certains états d'obsession émotive, qui donnent naissance à des rêves agités et mettent en jeu les zones corticales du cerveau. L'insomnie a naturellement des conséquences graves sur les éléments nerveux et conséquemment sur l'état de santé général. Or, la musique est un profond modificateur de l'insomnie et elle peut être utilisée systématiquement, avec de réels succès, dans tous les cas rebelles à l'action médicamenteuse simple.

L'application la plus démonstrative en a été faite dans le traitement des terreurs nocturnes de l'enfance. Le premier cas de guérison a été publié par un médecin russe de haute valeur, le docteur Betchinsky : il s'agissait d'une petite fille de trois ans, chez laquelle le bromure, l'hydrothérapie et la défense à la gouvernante de lui narrer des contes, n'avaient produit aucune amélioration. Chaque nuit et parfois à deux reprises, l'enfant se réveillait avec des terreurs succédant à ses rêves. Le médecin conseilla la musique en ton mineur, exécutée par la mère sur le piano. Dès la première nuit, la fillette ne fit qu'un somme. Après quatre soirs de ce bercement musical, le traitement ayant été interrompu, les accès reparurent. Aussi la mère reprit-elle son piano, et, au bout de peu de jours, la guérison était complète.

D'après Betchinsky et Berberoff, cette thérapeutique musicale aurait une remarquable efficacité aussi bien chez les jeunes enfants que chez les personnes âgées. Une boîte à musique, débitant des airs joyeux, est capable de procurer, à l'égal des autres procédés hypnotiques, un sommeil paisible et calme aux neurasthéniques agités. S'endormir aux sons de mélodies agréables est, d'après ces deux auteurs, un remède facile contre les cauchemars effrayants et les terreurs angoissantes des rêves.

C'est un médecin anglais, le docteur Corning, qui a le plus approfondi cette question de l'influence des vibrations musicales pendant le sommeil et qui en a donné les règles les plus précises pour leur application. Tenant compte du fait que les idées, les visions, les émotions du songe peuvent être modifiées sous l'influence de la musique et que la nature des songes eux-mêmes a une grande influence sur l'état psychique pendant la veille, le docteur Corning a imaginé de tirer parti de ces notions de la manière suivante :

Il a fait confectionner une sorte de capuchon acoustique qui couvre la tête, tout en laissant la face découverte. Ce capuchon est muni de deux coupes métalliques au niveau des oreilles et, sur chacune de ces coupes, est adapté un petit tube en métal, juste au niveau du conduit auditif externe, qui est mis en communication, par un tube de caoutchouc, avec un phonographe Edison.

L'auteur a constaté les plus heureux effets de ces vibrations musicales pendant le sommeil sur des personnesatteintes d'atonie physique et mentale. Un neurasthénique, après avoir été pendant quelque temps sous l'action d'un phonographe pendant son sommeil, se sent, au réveil, comme soulagé et en quelque sorte revivifié physiquement et mentalement. C'est pourquoi, écrit le docteur Corning, les personnes qui souffrent de dépression le matin après le sommeil, de douleurs de tête provenant de troubles de la circulation endocrânienne, pourraient retirer un grand bénéfice de ce traitement.

IV. — Association de la musique à l'Anesthésie générale

Les vibrations musicales exerçant durant le sommeil normal une action éminemment régulatrice, on devait être tout naturellement conduit à appliquer ces mêmes vibrations pendant le sommeil anesthésique, de façon à le rendre plus calme, plus complet, plus régulier.

L'état de somnolence que provoque rapidement l'inhalation des produits anesthésiques est, en effet, assez fréquemment troublé par des manifestations psychiques se traduisant par des rêves plus ou moins agités, tour à tour joyeux ou terrifiants, dans ce dernier cas ces rêves sont susceptibles de revêtir une forme angoissante, et les impressions ressenties peuvent donner lieu à un cauchemar qui se poursuit quelques instants encore après l'opération.

Ces rêves sont presque constamment suscités par les impressions venues des bruits extérieurs et rapprochés. En effet, dans la période d'anesthésie, qui se traduit par un état de somnolence momentanée servant de transition entre la veille et le sommeil, le sens de l'ouïe étant celui qui cesse le dernier, reste attentif au moindre bruit proximal. Toutes les sensations auditives provoquent alors des associations d'idées qui s'évoquent en l'absence de tout contrôle intellectuel. Comme l'incohérence et le manque d'harmonie règnent ensemble dans le cerveau du dormeur, il en résulte des cauchemars plus ou moins violents, mais toujours pénibles.

Pour enlever au sommeil anesthésique ces impressions agitatives le moindre effort d'imagination devait suffir. Betchinsky et Berberoff avaient déjà montré que « si l'on impressionne à ce moment l'ouïe encore éveillée du sujet par des sensations musicales, on corrigera ainsi le désordre intellectuel des rêves, et on conduira agréablement le dormeur jusqu'au degré plus profond du sommeil où les rêves eux-mêmes s'évanouissent. » Il suffisait donc d'appliquer ces données, très judicieusement conçues, à l'anesthésie opératoire, pour en dissiper tous les troubles en détournant du sommeil l'action des rêves agitants

La récente communication présentée par M. Laborde à l'Académie de médecine, montre le bien fondé de cette application. La théorie exposée en mai 1901 par M. Laborde rappelle exactement celle que soutenaient, dès l'année 1897, les auteurs russes précités ; seul, le genre de sommeil varie. Dans le cas présent, il s'agissait de « substituer, autant que possible, aux bruits accidentels du dehors, des bruits agréables, tels que des sons harmoniques, musicaux, offerts à l'oreille et à la sensation auditive du patient, durant l'anesthésiation ».

Quant au dispositif pratique à adopter, le plus simple et le meilleur était celui que Léonard Corning avait instinctivement indiqué dès 1899. Le principe n'avait donc pas à être modifié, sauf à le mettre plus en rapport avec sa nouvelle application. Rien ne pouvait mieux convenir que l'usage de coquilles auditives et de tubes acoustiques reliés à un phonographe. C'est ce qui fut fait du reste, et les résultats obtenus concordent très exactement avec ceux publiés dans leur ensemble par Betchinsky, Berberoff et Corning.

V. — Spécialisation de l'Anesthésie musicale en Chirurgie dentaire

Avant que ce procédé d'audition musicale directement jointe à l'anesthésie générale, s'étende à la grande chirurgie, il est à croire qu'il suivra la pente progressive du Protoxyde d'Azote même, qui, comme chacun sait, fut découvert à New-York et introduit par Horace Wells dans la pratique dentaire, où il acquit très rapidement une légitime renommée bien avant d'être utilisé en Europe.

En attendant sa plus grande extension, nous n'avons pas hésité à unir cet adjuvant à nos insensibilisations par le **NODOL** dont nous recueillons tous les jours de nouveaux témoignages de satisfaction.

M. Laborde a eu raison de dire dans sa communication en faveur de ces auditions associées aux inhalations de protoxyde d'azote que « ce n'est pas un procédé banal, et à l'égard duquel il convienne de se montrer indifférent, que celui qui consiste à pratiquer l'arrachement d'une, deux, trois, quatre, cinq dents et plus... sans douleur — et qui plus est — en musique de façon à charmer les oreilles du patient, au lieu de lui infliger l'appréhension, parfois invincible, et trop souvent, l'horrible — quelque rapide et instantanée qu'elle soit — douleur de la réalisation ».

De même que nous avons vu la musique apaiser les terreurs survenant dans le premier sommeil, les sensations harmoniques qu'elle provoque viennent ici empêcher les troubles fonctionnels susceptibles de se produire : l'anesthésie n'étant plus entrecoupée de visions ou de rêves angoissants devient absolument calme. Enfin, fait qui a son importance, Warthin et après lui, Binet et J. Courtier, dans un travail lu à l'Académie des sciences, ont montré que les effets provoqués par la musique coïncident avec une vive accélération des mouvements respiratoires.

En résumé, soit par action sédative directe, soit par fixation de l'attention et assoupissement de la volonté, les vibrations musicales, dans l'anesthésie opératoire, suppriment toute sensation désagréable ou pénible et lui donnent pour ainsi dire plutôt le caractère d'un attrait qu'une appréhension.

Sans autres préparatifs, le patient est mis en communication avec le phonographe Edison et le générateur anesthésique. Grâce à ces simples dispositifs, l'insensibilisation s'établit facilement pendant que le malade dirige naturellement son attention vers les sons de musique qu'il entend à ses oreilles: c'est l'instant qui est choisi pour pratiquer l'opération.

En le court espace de trente-cinq secondes à une minute au plus, on peut être débarrassé d'une dent ou de plusieurs que l'incurabilité voue nécessairement à l'extraction et sans que la moindre sensation douloureuse ait été ressentie.

Tous les malades opérés par ce système, du **NODOL** musical, que nous avons interrogés sur les sensations qu'ils ont éprouvées pendant cette *brève somnolence*, ont répondu invariablement avoir fait un rêve joyeux bercé par des airs de musique et se trouvent étonnés que ce rêve ait été si vite interrompu.

D.-A. TAYAC,

Chirurgien-Dentiste de la Faculté de Médecine de Paris,
Directeur de l'**Union Dentaire.**

Renseignements sur l'évolution des Dents

Beaucoup de mères de famille nous demandent quelles sont les époques de sortie des dents des petits bébés, quel en est le nombre et combien de temps elles durent. Disons à ce sujet que l'éruption des dents de lait et leur remplacement par la seconde dentition, sont plus ou moins variables. Toutefois, les stades que nous indiquons ci-contre sont les plus régulières.

Dentition infantile

Les dents de lait sont toujours au nombre de 20. Dans notre longue pratique nous n'avons constaté que deux ou trois cas de surnuméraires, et l'exception diminuant ce nombre est encore bien plus rare. Leur éruption hors des gencives commence ordinairement entre le **4e** et **6e** mois pour se terminer vers l'âge de **3** ans.

Tableau d'ordre de sortie des dents de lait

Les deux incisives centrales inférieures, de.......	4 à 6	mois.
Les deux — — supérieures, de......	6 à 8	—
Les quatre — latérales haut et bas, de......	8 à 9	—
Les premières molaires haut et bas, de............	10 à 15	—
Les quatre canines (œillières), de	16 à 20	—
Les deux molaires haut et bas, de.................	22 à 36	—

La chute des dents de lait précède de quelques jours seulement l'apparition des dents adultes qui les remplacent presque simultanément.

La deuxième Dentition

Les dents de la deuxième dentition sont régulièrement au nombre de 32 et poussent dans l'ordre suivant :

D'abord, les quatre grosses molaires appelées aussi dents de 7 ans, que l'on voit déjà avant cet âge, à l'extrémité des deux mâchoires, en arrière de toutes les autres et avant que la première dent de lait soit tombée.

A cause de leur précocité, ces 4 dents sont fréquemment considérées par les parents, comme dents temporaires. Cette erreur s'affirme surtout par leur prédisposition à la carie qui les atteint très souvent peu après leur sortie des maxillaires et que l'on néglige de soigner parce qu'on les croit, à tort, destinées à être remplacées.

Les autres dents permanentes qui leur font suite se succèdent en évoluant à peu près, dans le même ordre que les dents de lait.

Les deux incisives centrales supérieures et inférieures percent presque en même temps entre 7 et 8 ans. Cette dentition de remplacement se poursuit jusqu'à l'âge de 13 à 14 ans, pour atteindre le nombre de 28 dents, puis un repos, et évolution des 4 dents de sagesse, une à l'extrémité de chaque mâchoire vers l'âge de 17 ans.

Ces dernières peuvent être plus tardives, et ne se montrer qu'après la trentième année, parfois une ou deux seulement et même ne pas apparaître du tout lorsque les maxillaires n'ont pas acquis un développement suffisant ou que le germe n'existe pas.

emarques pathologiques sur les 3mes molaires
(Dents de sagesse)

À quoi tient que la poussée des dents de sagesse soit si souvent tardive égulièrement douloureuse ?

Pour répondre aux personnes qui fréquemment nous adressent cette stion, nous dirons que le retard que ces dernières dents mettent à ir et la douleur qu'elles font éprouver, résultent de la même cause, t-à-dire de ***l'obstacle qu'elles rencontrent dans leur évolution.***

D'abord, elles sont tardives toutes les fois que les mâchoires n'ont pas ez de développement pour les laisser passer. Elles sont alors obligées de cer en regard de l'angle de la mâchoire inférieure vers la branche ntante et au-delà de l'apophyse maxillaire supérieure. Lorsqu'elles apparsent dans cette position anormale, leur couronne se dirige à contres, soit vers les joues, soit vers la langue qu'elles tuméfient en s'y eant et ulcèrent même au point de provoquer une *glossite* qui l'immose et d'occasionner des *douleurs extrêmement vives* pendant te la durée de leur éruption.

D'autres fois, ne pouvant pousser par manque de place, les dents de esse restent longtemps enclavées dans le maxillaire. Cette difficulté volution détermine une inflammation de toute la bouche *(stomatite néralisée)* et une constriction considérable des mâchoires qui ne ivent plus s'ouvrir assez pour permettre au sujet de s'alimenter. Il n'est rare que dans ce cas d'évolution laborieuse la dent de sagesse proque, après une période latente, douloureuse, un abcès qui le plus sount ne peut percer que par l'intervention.

Les douleurs que fait éprouver la sortie de quelques dents de sagesse it excessivement violentes. Nous avons, pour les faire cesser, obtenu des ultats satisfaisants en incisant l'obstacle et en contournant, pour l'isoler, ix ou trois fois la couronne de la dent avec un liquide antiseptique. endant, quand les joues se trouvent ulcérées par la couronne d'une it de sagesse, ce qu'on observe plus fréquemment à la mâchoire supéure, le mieux est de faire extraire la dent, car, en y maintenant par présence une plaie, les joues deviennent le siège d'une inflammation ronique qui peut dégénérer en un escharre inguérissable.

La poussée des dents de sagesse a lieu ordinairement depuis l'âge de jusqu'à 30 ans. Les cas plus précoces ou plus tardifs sont très rares, , malgré notre longue pratique, nous n'avons vu précisément que les rs derniers, pour la première fois, une jeune fille de quinze ans déjà nie de toute sa dentition y compris les 4 dents de sagesse.

Imprimerie Michel PIGELET. — Sancerre 1407-02

NOS HONORAIRES

Les **Prix** pour **Soins** de la **Bouche, Plombages, Aurifications** et **Pose de Dents artificielles,** sont toujours convenus d'avance, après examen préalable de la Bouche. Leur **exceptionnelle modération** défie toute concurrence.

Le règlement de nos **honoraires** se fait **au comptant;** toutefois, des facilités de paiement sont accordées aux personnes qui désirent s'acquitter par mensualités.

Les Opérations avec Insensibilisation au NODOL seul ou associé avec audition musicale ont lieu tous les jours (hormis le dimanche), de **9** heures à **midi** et de **2** heures à **5** heures.

EXTRACTIONS, 5 FRANCS

CONSULTATIONS

Nos Consultations au sujet des **Dents artificielles, Aurifications, Redressements** et tous **Soins de la Bouche et des Dents,** sont toujours

A TITRE GRACIEUX

2, Carrefour de la Croix-Rouge, 2

www.ingramcontent.com/pod-product-compliance
Ingram Content Group UK Ltd.
Pitfield, Milton Keynes, MK11 3LW, UK
UKHW020412250726
13967UKWH00006B/2600